Docteur Joseph CHINI

ÉTUDE CLINIQUE

SUR

L'INSUFFISANCE DU PÉRINÉE

DANS CERTAINES

MÉTRITES ET ANNEXITES

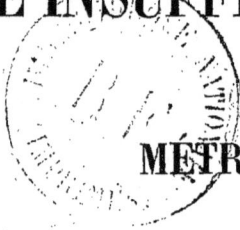

MONTPELLIER
IMPRIMERIE CENTRALE DU MIDI
(HAMELIN FRÈRES)
1896

ÉTUDE CLINIQUE

SUR

L'INSUFFISANCE DU PÉRINÉE

DANS CERTAINES

MÉTRITES ET ANNEXITES

ÉTUDE CLINIQUE

SUR

L'INSUFFISANCE DU PÉRINÉE

DANS CERTAINES

MÉTRITES ET ANNEXITES

PAR

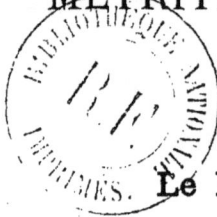

Le Docteur J. CHINI

Externe des Hôpitaux de Marseille (Concours 1890)
Ancien Chef de Clinique de Gynécologie.

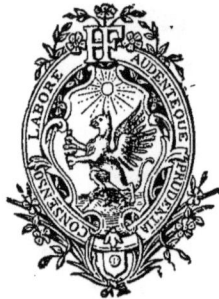

MONTPELLIER

IMPRIMERIE CENTRALE DU MIDI

(HAMELIN FRÈRES)

1896

AVANT-PROPOS

Nous sommes heureux de pouvoir exprimer aujourd'hui les sentiments de profonde reconnaissance et d'affectueuse sympathie que nous éprouvons pour notre éminent Maître le docteur Berlin (de Nice), qui, pendant les trois années que nous avons passées à sa clinique, n'a cessé de nous entourer de sa bienveillance et de sa sollicitude. Nous le prions d'accepter l'hommage de ce modeste travail, que nous aurions voulu plus digne de lui.

Nous prions également M. le professeur Grynfeltt d'accepter nos remerciements pour l'honneur qu'il nous fait en acceptant la présidence de notre thèse inaugurale.

Remercions aussi MM. les professeurs Combalat et Villeneuve, et M Fioupe, médecin des hôpitaux, pour les excellents conseils qu'ils nous ont prodigués pendant notre passage dans les hôpitaux de Marseille. M. le professeur agrégé Puech a droit à notre gratitude pour son amabilité à notre égard.

ÉTUDE CLINIQUE

L'INSUFFISANCE DU PÉRINÉE

DANS CERTAINES

MÉTRITES ET ANNEXITES

CHAPITRE I

Considérations générales

Il serait banal de dire que la pratique de la gynécologie
s'est transformée radicalement depuis une vingtaine d'années;
nous ne voulons pas seulement parler de ce qu'on peut appeler la grande gynécologie, d'ordre spécialement chirurgical, dans laquelle les grandes interventions (kystes, fibromes,
hystérectomie, etc.) ont introduit une révolution complète;
nous visons surtout un point de vue plus modeste de la gynécologie, qu'on peut appeler courante, celle que les praticiens
ont l'occasion d'exercer à chaque instant et dans laquelle ils
peuvent chaque jour rendre des services.

Avant l'époque actuelle, on méconnaissait entièrement l'importance de la notion de l'état des annexes, c'est à peine si
Bernutz avait osé prononcer le mot *salpingite*. Depuis, les

progrès de l'anatomie pathologique ont de beaucoup avancé
la question, en permettant de distinguer les inflammations de
l'endomètre de celles des trompes et des ovaires; et même, si
nous nous en tenons à l'utérus considéré isolément, il est
intéressant de voir combien tous les accidents englobés au-
trefois sous le titre commode de *métrite chronique* sont
variables, au point de vue anatomo-pathologique et clinique,
et demandent à être analysés. D'un autre côté, la découverte
de l'antisepsie, autorisant des manœuvres jusque-là considé-
rées comme infiniment dangereuses, a complété pour ainsi
dire notre instruction.

Aujourd'hui, les praticiens exercés analysent parfaitement
les lésions des différents organes pelviens, et attribuent, à
chacun d'eux, la part qui lui revient dans la constitution de
l'ensemble pathologique ; aussi les malades en ont-elles largement bénéficié. Au lieu d'un traitement plus ou moins
empirique, toujours uniforme, jamais curatif, les gynécologues savent maintenant approprier à chaque lésion le traitement qui lui convient ; de plus, comme ils se basent sur la
pathogénie, ils obtiennent des résultats thérapeutiques pro-
bants et durables. Cependant si, dans quelques cas, on a
encore à enregistrer des insuccès, cela tient généralement à
ce que beaucoup de gynécologues ne tirent pas de leurs no-
tions pathogéniques tout le profit qu'elles comportent, parce
qu'ils ne voient de la pathogénie qu'un de ses côtés, l'infection. Certes, l'infection joue le plus grand rôle dans la for-
mation des métrites, mais à côté d'elle interviennent d'autres
causes, et la thérapeutique ne sera rationnelle qu'autant
qu'elle découlera d'un examen gynécologique complet, d'une
analyse exacte des symptômes, basée sur l'anatomie pathologique et la clinique.

C'est dans cet ordre d'idées que nous désirons envisager
aujourd'hui un point spécial de l'histoire des métrites, sur

lequel notre attention a été attirée par la multiplicité des
faits à l'appui : nous voulons parler de l'importance du rôle
que joue l'état du périnée, non seulement dans la statique de
l'utérus, mais aussi dans la production et la persistance de
certaines métrites et annexites. Ce point de la pathologie
générale a été mis en lumière par quelques auteurs, au
nombre desquels nous citerons Doléris et Bouilly ; après eux,
notre excellent maître, le docteur Berlin, a particulièrement
insisté sur ce sujet dans son *Guide de diagnostic gynécologique*, nous ne pouvons mieux faire que de le citer : « L'*insuffisance du périnée* est certainement un facteur de premier
ordre dans la pathogénie et dans la persistance de bien des
affections utérines ; *un utérus malade est fréquemment un
utérus mal soutenu ;* la notion de ce fait essentiel ne saurait
être trop propagée. . . . .
. . . . Ce n'est pas tout. Le périnée n'est pas
seulement un soutien mécanique pour l'utérus ; il a encore
pour mission de protéger la muqueuse utérine contre les
poussières irritantes et les germes pathogènes venus du dehors. Avec une vulve mal fermée, cette protection ne s'exerce
plus et l'endomètre reste exposé aux agents extérieurs qui
peuvent, soit engendrer de toutes pièces un processus d'endométrite, soit retarder indéfiniment la cicatrisation de lésions préexistantes. »

Ce sont là les considérations qui ont frappé notre esprit et
que nous nous sommes attaché à vérifier cliniquement ; nous
avons examiné l'état du périnée, chez toutes les femmes at-
teintes de métrite et d'annexite que nous avons observées,
et nous avons pu nous rendre compte que cet examen était
négligé par la plupart des gynécologues. Cela nous a fait
supposer que là serait peut-être le secret des échecs éprouvés
chez certaines malades, malgré les traitements très bien con-
duits auxquels elles avaient été soumises. Nous n'exagérons

pas en évaluant à plusieurs centaines les malades qui ont pu
se présenter à nous pendant les trois années que nous avons
passées à la clinique gynécologique du docteur Berlin (de
Nice); sur ce nombre, la plupart n'avaient subi que des traitements à peu près nuls, mais par contre une certaine quan-
tité, venant de tous les pays de l'Europe, avaient été soignées
un peu partout, traitées par tous les moyens (pansements,
columnisation, curettage, amputation du col, etc.), mais, malgré tout, n'avaient éprouvé qu'un soulagement nul ou temporaire.

Comme base du traitement auquel nous avons soumis toutes ces malades, nous avons cherché à remédier avant tout
à l'insuffisance du périnée; nous insisterons plus tard sur
les moyens variés par lesquels notre indication a été remplie.
Dans un très grand nombre de cas, les procédés qu'on peut
appeler médicaux ou de douceur ont pu suffire, dans d'autres
il a fallu recourir à l'intervention chirurgicale. Nous avons
relevé soigneusement les observations de toutes ces malades, mais nous ne transcrirons ici que celles relatives à cette
dernière catégorie; ces observations, toutes inédites, servi-
ront de base à notre thèse.

CHAPITRE II

___

**De l'insuffisance du périnée. — Son rôle dans la ge-
nèse et l'évolution de certaines métrites et annexites.**

L'utérus sain et normal, tel qu'on l'observe chez la plupart
des nullipares, est en légère antéversion ou, pour employer
un mot plus exact, en légère antécourbure; c'est là un fait
généralement admis. L'équilibre de l'utérus dans cette position est maintenu, non seulement par la disposition de ses ligaments suspenseurs, mais encore, et surtout, par la présence
du plancher périnéal, sorte de sangle musculo-aponévrotique
sur laquelle s'appuie la face antérieure du col. Que cette sangle vienne à être rompue, qu'elle ne soit pas réparée immédiatement, ou bien que la réunion ne se fasse pas, et, dans
un délai plus ou moins rapproché, on verra une série de dé-
sordres.

Si nous recherchons dans nos observations comment se
sont produites les déchirures du périnée que nous avons vues,
nous trouvons qu'elles sont toutes consécutives à l'accouchement. Chez certaines femmes, l'accouchement a été précipité
(obs. VI, XII, XXIII, XXVI); chez d'autres, la faute en est
au forceps (obs. II, V, VII, VIII, X, XVII, XX, XXI,
XXIX, XXXIII); la plupart n'ont pu fournir de renseignements précis sur la production de leur déchirure; il est pro-
bable qu'il faut en imputer la plus grande partie à la brus-

que distension du périnée par la partie fœtale. Nous remarquerons en passant que, sur dix déchirures dues au forceps, aucune n'a été suturée immédiatement, fait regrettable à cause des conséquences qu'il entraîne.

Ceci établi, voyons quelles ont été les conséquences de ce délabrement chez nos malades et comment ces déchirures ont pu produire des métrites et des annexites ; nous rencontrons chez toutes deux ordres d'accidents : 1° accidents mécaniques consistant dans un degré variable de prolapsus et de rétrodéviation de l'utérus ; 2° accidents infectieux se localisant sur l'utérus ou bien retentissant sur les annexes (obs. II, IV, VI, VII, IX, XI, XII, XIII, XIV, XXI, XXII, XXIII, XXV, XXVI, XXVIII, XXIX, XXX, XXXI, XXXIII, XXXIV, XXXV, XXXVII, XXXVIII, XXXIX).

Il nous a été donné de suivre de très près plusieurs malades, et nous avons pu, pour ainsi dire, assister au processus pathogène. L'utérus n'étant plus soutenu par le périnée quitte sa position en antéversion, se redresse, tend petit à petit à se rapprocher de la verticale et finit enfin par se renverser en arrière. Pendant cette migration en arrière, l'utérus tend en outre à s'abaisser, les parois vaginales s'affaissent et, la vulve étant béante, il arrive un moment où le col est exposé aux poussières et aux germes du dehors ; c'est alors que paraît l'inflammation. Si, chez quelques-unes de nos observées, les symptômes d'endométrite n'ont paru que quelques mois et même des années après l'accouchement qui a produit la déchirure du périnée, cela tient à ce que les ligaments ronds résistent d'abord, et s'opposent à la migration, en arrière, du fond de l'utérus ; cependant, au bout d'un temps plus ou moins long, le tissu de ces ligaments épuisé ne peut plus lutter : à ce moment la rétrodéviation se complète. La rétrodéviation, d'abord mobile, constitue pour ainsi dire la première étape du prolapsus utérin ; mais que cette rétrodéviation soit abandonnée à elle-même, le processus continue, et à leur tour les ligaments utéro-sacrés se relâchent sous l'influence du poids de la matrice, et on voit le prolapsus s'accentuer de plus en plus.

Nous nous trouvons de la sorte en présence d'un utérus modifié dans sa statique, soumis à des troubles circulatoires et nutritifs, et, de plus, exposé par son abaissement à l'hétéro-infection ; cet utérus devient facilement un *locus minoris resistentiæ* dans lequel ces diverses influences réunies réalisent les conditions les plus favorables au développement de l'endométrite. Cette endométrite se localise à la muqueuse cervicale ou devient totale, puis l'inflammation envahit petit à petit le parenchyme utérin, se propage à la trompe, à l'ovaire, au tissu cellulaire environnant, et, à la suite de petites poussées péritonitiques, finit par créer des rétroversions adhérentes.

Dans ces occasions, les phénomènes pathologiques sont bien la conséquence de la déchirure du périnée, nous en trouverons d'ailleurs la preuve dans l'examen de nos observations. La plupart de nos malades avaient subi des traitements longs et réguliers, qui n'avaient donné que des résultats négatifs ou n'avaient amené qu'une amélioration temporaire, et cela uniquement parce que, ne s'adressant qu'à l'infection, on ne s'était pas assez préoccupé de la déformation du périnée, de son insuffisance. Le jour où, par une opération simple et inoffensive, ce périnée a été restauré, les accidents de métrite et autres ont disparu comme par enchantement, et parfois même sans traitement antiseptique consécutif. Par exemple, notre neuvième observation nous montre une dame refusant la périnéorraphie, et à qui on pratiqua un curettage avec une trachélorraphie ; elle éprouve un soulagement de quelques jours, puis le port d'un pessaire de Hodge, obviant aux inconvénients de la déchirure du périnée, la soulage et lui permet de devenir enceinte; mais, dès qu'elle quitte le pessaire, les symptômes de métrite et d'annexite reparaissent. Mme D... (obs. XI) refuse également la périnéorraphie; mais, malgré un curettage suivi d'une trachélorraphie, malgré les soins consécutifs, les résultats immédiats, qui avaient été bons, ne persistent pas, et, deux mois après, la malade réclame la réfection de son périnée ; cette fois, la guérison est et reste définitive, puisque nous avons pu revoir la malade trente mois après et que nous l'avons trouvée en excellent état. Si nous passons aux observations XXI et XXII, nous voyons deux femmes présentant à peu près les mêmes lésions et qui, toutes deux, avaient suivi des traitements sérieux et avaient même été curettées; chez aucune le curettage n'a eu d'action curative, et ce n'est qu'après la réfection du périnée qu'elles ont vu guérir l'affection dont elles souffraient depuis longtemps. La première de ces opérées a été revue en mars 1895, par conséquent quinze mois après l'opération, et nous avons constaté la confirmation de la guérison ; la seconde n'a pu être suivie que pendant deux mois, mais, à ce moment, elle était en parfait état.

Ces faits, et les résultats de toutes nos autres observations, viennent à l'appui de notre thèse et nous prouvent bien que l'insuffisance du périnée est un des grands facteurs dans la production et la persistance de certaines affections pelviennes. Nous examinerons, dans le chapitre suivant, le complexus symptomatique particulier déterminé par les cas que nous envisageons.

CHAPITRE III

Symptomatologie

L'ensemble pathologique créé par l'insuffisance du périnée associée à la métrite et à l'annexite donne à la symptomatologie un caractère spécial ; nous allons essayer d'en faire une description en réunissant dans un tableau général les symptômes relatés dans nos observations ; nous distinguerons deux ordres de symptômes : subjectifs et objectifs.

Les symptômes subjectifs, décelés par l'interrogatoire, sont très variables et dénotent des troubles dans les fonctions de différents organes : du côté de la vessie, mictions fréquentes et douleurs qui peuvent être dues à son déplacement (cystocèle) ; du côté du tube digestif, constipation opiniâtre, défécations difficiles, ballonnement du ventre, phénomènes gastralgiques avec ou sans vomissements, dyspepsie flatulente accompagnée d'oppression et de bouffées.

Signalons également des troubles nerveux, tels que crises hystériques, palpitations, insomnies, névralgies réflexes. Les malades sont en proie à d'assez violentes douleurs dans les régions lombaire et sacrée, dans les cuisses ; elles éprouvent une sensation de pesanteur au périnée et des tiraillements dans le ventre ; la moindre marche les fatigue, le repos horizontal seul les soulage. Le coït devient pénible et presque impossible ; la menstruation, plus abondante, dure plus longtemps et revient à des intervalles plus courts ; les pertes blanches ne manquent jamais et ont parfois une intensité considérable. La conception n'est pas empêchée au début, mais l'avortement est la règle, et plus tard la stérilité qui se produit est causée par l'état de souffrance générale, par l'anémie, effet des pertes de sang, par le catarrhe utérin et par les ovarites. Sept femmes, parmi nos opérées, sont devenues enceintes après l'opération (obs. III, VII, XIV, XVI, XVII, XX, XXIII); parmi elles, une n'avait plus eu d'enfants depuis six ans, deux depuis cinq ans, les autres depuis trois ans.

Les symptômes subjectifs étant connus, on recherchera les symptômes objectifs : pour cela, on fera coucher la femme sur le dos et sur le bord d'une table, les cuisses fléchies et placées en abduction et rotation en dehors. L'exploration commencera par la percussion et la palpation du bas-ventre ; on procédera ensuite au toucher vaginal avec l'index, ou bien avec l'index et le médius réunis, préalablement désinfectés et enduits d'un corps gras aseptique. Le doigt glissera par le périnée dans l'orifice vulvaire ; on notera la configuration du périnée, on observera s'il est intact ou non, s'il s'y trouve des cicatrices, si la vulve est béante ou fermée. Quelquefois le périnée est tellement effondré qu'il attire d'emblée l'attention du praticien ; d'autres fois, il faut y regarder d'assez près, pour ne pas se laisser tromper par ces périnées, que M. Berlin a bien caractérisés par le mot en façade : ils ne sont constitués, en effet, que par une cloison mucoso-cutanée, mais leur musculature a subi des détériorations profondes. Dans ces cas, la vulve n'est pas déformée, la fourchette même est intacte, et la distance qui la sépare de l'anus semble normale ; cependant, si on introduit un doigt dans le vagin et l'autre dans le rectum, et qu'on saisisse entre ces deux doigts le corps périnéal, on n'éprouve aucune résistance, et on sent que les plans musculaires n'existent plus.

Souvent la vulve est béante, le vagin est large et flaccide ; si l'on en écarte légèrement les parois et qu'on recommande à la malade de pousser comme pour aller à la selle, on voit apparaître une ou deux tumeurs constituées par les parois vaginales antérieure et postérieure. La *colpocèle* antérieure est presque toujours accompagnée d'une hernie de la vessie, *cystocèle;* plus rarement on trouve de la *rectocèle;* cet état des parois vaginales est dû au prolapsus utérin qui est plus ou moins accusé depuis un léger abaissement jusqu'au prolapsus complet.

Quand l'utérus ne paraît pas à la vulve, le doigt, continuant son exploration, trouve le col à quelques centimètres à peine de l'entrée du vagin ; ce col est gros, allongé, dur, bosselé, en état d'ectropion, et généralement lacéré ; son orifice externe est dilaté et laisse suinter un liquide muco-purulent et sanguinolent, ainsi que peut nous le montrer l'examen au spéculum ; en outre, de nombreux kystes parsèment la surface de ce col. M. le professeur Grynfeltt a signalé un excellent moyen de déceler le catarrhe utérin ; il consiste à projeter sur le col, entre les valves du spéculum, un jet d'eau chaude qui fait sortir les glaires accumulées dans le conduit utérin.

Pour l'examen des culs-de-sac vaginaux, on combine le palper abdominal avec le toucher vaginal ; il faut avoir soin de n'exercer d'abord qu'une pression légère sur le ventre, et, si la malade se raidit, il sera facile de détourner son attention par des questions sur sa maladie, ou encore en la faisant respirer profondément. Si, en procédant ainsi, on arrive à reconnaître l'utérus entre les doigts des deux mains, on constatera le plus souvent une augmentation de volume de cet organe et de l'hypertrophie de ses parois, en outre il présentera une sensibilité anormale. Le plus souvent on trouve le corps de l'utérus dans le cul-de-sac postérieur, dans ce cas on ne peut pas toujours affirmer si c'est réellement l'utérus que l'on touche, il faut alors recourir au toucher rectal et au cathétérisme avec l'hystéromètre, si toutefois on est certain qu'il n'y a pas un début de grossesse. Dans quelques cas, l'anesthésie chlo-

2

roformique seule permettra de faire un diagnostic certain. L'anesthésie sera également utile pour diagnostiquer certaines inflammations de la trompe et de l'ovaire : quand la résolution musculaire sera complète, on sentira parfaitement la tumeur salpingo-ovarienne avec ses véritables proportions. A l'état de la veille, le diagnostic sera plus difficile, mais une longue habitude aplanira la difficulté, enfin une douleur spéciale ressentie par la malade mettra sur la voie ; il faut avoir soin d'explorer les annexes droites avec la main droite, et les gauches avec la main gauche.

Tel est le tableau symptomatique général présenté par les malades qui font le sujet de nos observations ; maintenant, si nous voulons serrer de plus près la clinique, nous pouvons classer nos observations en quatre groupes qui sont :

1° *Déchirure légère du périnée avec endométrite cervicale ou totale et léger déplacement utérin.* (Nous n'avons pas rapporté dans ce travail les observations rentrant dans cette classe.)

2° *Déchirure grave du périnée avec endométrite cervicale ou totale et prolapsus utérin.* Ce groupe comprend les observations I, III, V, VIII, X, XV, XVI, XVII, XVIII, XIX, XX, XXIV, XXVII, XXXII et XXXVI.

3° *Déchirure grave du périnée avec métrite cervicale ou totale, prolapsus et annexite légère* (obs. II, IV, VI, VII, IX, XI, XII, XIV, XXI, XXII, XXIII, XXVI, XXVIII, XXIX, XXX, XXXI, XXXIII et XXXV).

4° *Déchirure grave ou légère du périnée avec métrite cervicale ou totale, prolapsus, annexite grave et rétroversion adhérente* (obs. XIII, XXV, XXXIV, XXXVII, XXXVIII, XXXIX).

Ce classement établi, nous examinerons le traitement qui a été pratiqué pour chaque groupe et les résultats obtenus.

CHAPITRE IV

Traitement

Dans le premier groupe que nous avons à considérer, nous avons placé toutes les endométrites cervicales ou totales dans lesquelles la déchirure du périnée et le déplacement utérin consécutif n'étaient pas assez marqués pour nécessiter une intervention chirurgicale. Nous avons traité ces malades par des tampons glycérinés, des injections vaginales antiseptiques chaudes (sublimé à 1/4000), scarifications du col, dilatation au moyen des tiges de laminaire aseptiques, balayage de la cavité utérine avec de la ouate imbibée de naphtol camphré, ou encore d'une mixture en parties égales de créosote, alcool et glycérine.

Nous faisions suivre ce balayage d'une bonne irrigation chaude intra-utérine et d'un drainage à la gaze iodoformée ; le pansement était fait tous les deux jours. A *toutes* nos observées, nous avons imposé le port d'un pessaire, et, à cause de la tendance de l'utérus à se renverser en arrière, nous employions de préférence le pessaire en aluminium ou en caoutchouc durci de Hodge, dont l'effet est d'exercer de la tension sur le cul-de-sac vaginal postérieur et de forcer par là le col à conserver sa situation en arrière. Cette pratique nous a toujours donné d'excellents résultats.

Les deuxième et troisième groupes ont été tous deux justiciables de la même thérapeutique ; après avoir tenté, pendant un certain temps, le traitement employé pour le premier groupe, en y ajoutant la columnisation du vagin dans les cas d'annexite, nous avons, en présence de son inefficacité, eu recours à l'intervention chirurgicale. Nous commencions par la dilatation de la cavité utérine, nous servant pour cela, ainsi que le recommande M. le professeur Grynfeltt, dans ses leçons sur le curettage, des tiges de laminaire qui sont facilement aseptisables, tandis que l'éponge préparée ne l'est pas. Après deux jours de dilatation, nous procédions au curettage accompagné de la colpo-périnéorraphie par les procédés de Hégar, Lawson Tait ou Doléris ; s'il y avait de la cystocèle, nous faisions en même temps une colporraphie antérieure. Dans les cas de lésions du col, l'opération se compliquait, soit d'une trachélorraphie d'Emmet, soit d'une opération de Schrœder. Enfin, chez les malades qui font l'objet de nos observations XV, XXVI, XXVIII et XXXV, on a tenté l'opération d'Alquié-Alexander : une seule fois, l'opération a eu un heureux résultat (obs. XXVI). Dans les autres cas, elle a été infructueuse, soit parce que les ligaments ronds étaient trop minces (obs. XV et XXVIII), soit qu'on n'ait pas pu ramener l'utérus en avant (obs. XXXV), quoique la rétroversion ne fût pas adhérente ; dans ce dernier cas, nous avons pratiqué, huit jours après, l'hystéropexie abdominale qui a donné de bons résultats.

Le manuel opératoire de ces différentes opérations se trouvant indiqué dans tous les ouvrages spéciaux, nous ne le décrirons pas ici, nous nous bornerons simplement à donner notre appréciation rapide sur la valeur de ces interventions, notamment sur le curettage.

Nous ne sommes pas très partisan du curettage, quoiqu'il ait été employé dans toutes les observations que nous publions; nous le considérons comme une excellente chose dans les métrites hémorragiques et dans les rétentions placentaires,

mais dans tous les autres cas nous le regardons comme
inutile ou insuffisant. Inutile dans les cas légers, il sera insuffisant dans les cas graves, d'abord parce que la curette n'en-
lève pas toute la muqueuse malade, ensuite parce que les
culs-de-sac glandulaires hypertrophiés renfermant les micro-
organismes sont profondément situés entre les fibres musculaires et ne sont pas atteints par l'instrument. Tout au plus
peut-on considérer le curettage comme un auxiliaire de l'antisepsie, mais nous estimons que les inconvénients qu'il présente ne compensent pas l'action antiseptique qu'il peut exercer ; d'autant plus que la partie de la muqueuse utérine qui
est malade se détache très facilement, et un bon balayage de
la cavité, préalablement dilatée, avec un tampon de ouate
aseptique et imbibée d'une solution antiseptique quelconque,
peut, à notre avis, remplacer avantageusement la curette. La
trachélorraphie d'Emmet et l'opération de Schrœder donnent
de magnifiques résultats, elles changent complètement l'aspect de ces cols lacérés, bourgeonnants, ectropionnés, et, outre
leur influence heureuse sur les catarrhes rebelles, agissent
également sur les utérus hypertrophiés atteints de métrite
parenchymateuse totale, en provoquant une sorte d'involution
artificielle qui réduit, en quelques semaines, l'utérus à ses
proportions normales.

La colporraphie antérieure et la colpo-périnéorraphie sont
d'une innocuité parfaite et donnent des résultats remarqua-
bles au point de vue fonctionnel et au point de vue de la guérison des inflammations de l'utérus et même des annexes, si
leurs lésions ne sont pas trop avancées. L'opération d'Alquié-
Alexander, comme les précédentes, ne présente aucun danger, mais sa valeur est très discutée ; d'ailleurs, comme nos
observations n'en comportent que quatre cas, nous n'avons
pas le droit de la juger. Nous ne jugerons pas davantage
l'hystéropexie abdominale, et, quoiqu'elle nous ait donné deux

guérisons, nous ferons remarquer que c'est une opération tou-jours grave.

La combinaison de ces diverses opérations, ainsi qu'on peut s'en rendre compte par la lecture de nos observations, a une valeur incontestable, puisque beaucoup de femmes qui s'y sont soumises ont obtenu la guérison des lésions dont elles souffraient depuis longtemps. Quelques-unes de ces femmes anémiées, impotentes, en proie à des troubles nerveux qui leur rendaient l'existence insupportable, ont vu ces accidents dis-paraître en quelques semaines, en même temps que leur état local s'améliorait rapidement. Dans les métrites compliquées d'annexite nous n'avons pas toujours obtenu la guérison im-médiate de l'annexite, mais la columnisation post-opératoire en a eu vite raison ; c'est là une pratique qu'on ne saurait trop recommander et à laquelle nous sommes redevable de nom-breux succès. Cependant, quand l'annexite coïncidait avec une déchirure grave du périnée, la columnisation, qui agis-sait admirablement les premières fois qu'on l'employait et faisait espérer une guérison rapide, n'avait plus aucun effet au bout de huit jours, et à partir de ce moment l'inflamma-tion demeurait stationnaire tant qu'on n'intervenait par sur le périnée.

Il nous reste maintenant à examiner le traitement employé dans notre quatrième catégorie, c'est-à-dire dans les métrites cervicales ou totales avec prolapsus et compliquées d'annexite grave et de rétroversion adhérente. Là, les lésions principa-les résidant dans les annexes, l'indication était d'intervenir directement sur ces annexes soit par la castration totale, soit par la castration tubo-ovarienne ; nous avons recouru d'em-blée à cette dernière pour les malades des observations XXXVII, XXXVIII et XXXIX ; pour les numéros XIII et XXXIV nous avions voulu éviter la mutilation, mais les progrès de l'inflammation nous ont, pour ainsi dire, forcé la main. Chez

Mme F... (obs. XIII), nous avions pratiqué le 22 avril 1893, dans la même séance, un curettage, une opération de Schrœder, une colporraphie antérieure et un colpo-périnéorraphie ; cette intervention multiple avait amené une amélioration de l'état général et une diminution de la souffrance, mais les annexes, qui contenaient probablement déjà du pus, étaient restées tuméfiées et douloureuses ; cependant ce n'est que le 31 janvier 1895 que nous avons pratiqué la castration. Pour Mme M... (obs. XXXIV), la maladie a marché plus vite et la castration a été pratiquée six mois après la première intervention.

L'observation XXV nous montre une dame chez laquelle un seul accouchement avait produit des délabrements considérables, le périnée était très largement déchiré et le col lacéré bilatéralement. A la suite, l'involution de l'utérus n'avait pas été probablement complète, et cet organe était resté gros ; de plus, il était prolabé et en rétroversion adhérente : avec cela, il y avait de la métrite et une ovaro-salpingite double. Deux interventions ont été faites : le 18 mai 1893, opérations anaplastiques sur le col et sur le périnée ; le 16 novembre 1894, hystéropexie abdominale ; il est certain que, dans cette circonstance, il aurait mieux valu s'adresser immédiatement à l'hystérectomie vaginale, d'autant plus que l'état des annexes est encore loin d'être satisfaisant et nécessitera un jour ou l'autre une troisième intervention. Pour les malades des observations XXXVII, XXXVIII et XXXIX, nous nous sommes contenté de la castration sans refaire le périnée, parce que, les adhérences de l'utérus ayant été rompues pendant la laparotomie, nous pensions que l'application d'un pessaire avec le traitement médical de la métrite amènerait une guérison assez prompte ; en effet, nous avons tenu à revoir ces opérées au commencement de ce mois et nous avons pu constater que les évènements nous avaient donné raison.

En somme toutes ces opérations, si l'on en excepte le n° XXV, ont donné de très jolis résultats au point de vue thérapeutique, et ces résultats ont été confirmés par le temps ; au point de vue purement opératoire, la série n'a pas été moins brillante, car nos opérées n'ont jamais eu la moindre fièvre et ont toutes présenté des réunions par première intention. Guérison opératoire, guérison thérapeutique, telles ont été les conséquences de notre mode de traitement basé sur la conception pathogénique spéciale qui fait l'objet de ce travail.

OBSERVATIONS

Observation I

(Communiquée par M. BERLIN)

Endométrite hémorragique. — Ectropion du col. — Influence périnéale.
Prolapsus utérin.

Mᵐᵉ R..... (de Nice), trente ans, mariée, sans profession. Deux accouchements dont le dernier remonte à quatre ans ; a eu une déchirure du périnée lors de son premier accouchement. Depuis trois ans, elle souffre continuellement des reins et du bas-ventre ; pertes blanches abondantes ; pertes rouges survenant tous les dix ou douze jours.

Le périnée est déchiré largement ; la cicatrice s'étend presque jusqu'à l'anus ; l'utérus, gros et lourd, est abaissé : on trouve le col à 3 centimètres de la vulve, il est hypertrophié ; la muqueuse intra-cervicale est ectropionnée. Rien du côté des annexes.

Le 13 octobre 1892, le docteur Berlin pratique un curettage suivi d'une colpo-périnéorraphie (Hégar).

Réunion parfaite. Guérison.

Résultats éloignés. — En octobre 1895, la guérison s'est maintenue.

Observation II

(Communiquée par M. BERLIN)

Endométrite cervicale. — Ectropion. — Prolapsus incomplet. — Déchirure ancienne du périnée. — Annexite bilatérale.

Mme L..... (de Nice), trente-deux ans, mariée, sans profession, un accouchement remontant à huit ans, ayant occasionné une déchirure du périnée à la suite d'une application de forceps. Pas de suture immédiate. Depuis trois ans, cette dame souffre de douleurs lombo-pelviennes assez intenses ; elle a, en outre, d'abondantes pertes blanches. Troubles nerveux accentués.

Le périnée n'existe pour ainsi dire plus ; il est réduit à une lamelle de tissu qui n'offre plus aucune résistance ; l'utérus est gros et abaissé; le col est congestionné et ectropionné. Les annexes des deux côtés sont douloureuses et enflammées.

Le 10 novembre 1892, le docteur Berlin pratique un curettage, suivi d'un colpo-périnéorraphie par le procédé d'Hégar.

Réunion complète. Guérison de l'endométrite.

Résultats éloignés. — L'annexite persiste et il faudra en arriver à la castration, mais la malade ne se décide pas.

Observation III

(PERSONNELLE)

Métrite totale. — Col kystique ectropionné. — Périnée déchiré. — Utérus abaissé et en rétroversion.

Mme C... (de Nice), trente-deux ans, sans profession, mariée, a eu deux enfants, le dernier est né en 1888 ; depuis, deux avortements. Son premier accouchement a occasionné une déchirure du périnée.

Le début de la maladie remonte à 1890. Le 1er décembre 1892, j'assiste M. Berlin, qui fait à cette dame un curettage complémentaire à la suite de pertes hémorragiques assez considérables survenues depuis une vingtaine de jours. C'est au mois de février de la même année que cette dame avait été vue pour la première fois ; alors elle souffrait des reins et du ventre, et avait des pertes blanches et rouges.

Son périnée, déchiré sur une grande étendue, ne soutenait plus l'utérus, qui était abaissé à trois centimètres de la vulve et renversé en arrière. Le col, gros, ectropionné, bosselé, présentait de nombreux petits kystes. Rien à signaler du côté des annexes.

Après un mois et demi de pansements et de soins suivis, M. Berlin, n'obtenant rien par les procédés médicaux, se décide à intervenir chirurgicalement.

Le 8 avril 1892, curettage suivi d'une opération de Schrœder sur le col et d'une colpo-périnéorraphie (Hégar).

Suites opératoires bonnes, réunion parfaite.

Les pertes blanches et les douleurs persistent pendant quelques mois ; en novembre, des hémorragies surviennent, on pratique alors un curettage et on applique un pessaire de Hodge ; cette fois-ci la guérison est définitive.

Résultats éloignés. — La malade devient enceinte en 1893 et accouche le 12 juin 1894 sans nouvelle déchirure du périnée ; nous avons pu la revoir en octobre 1895, et nous avons constaté une santé parfaite.

Observation IV

(PERSONNELLE)

Endométrite totale. — Périnée insuffisant. — Prolapsus utérin incomplet. Rétroversion. — Annexite double.

Mme G... (de Menton), quarante ans, mariée, sans profession, cinq accouchements, dont le dernier remonte à cinq ans ; la malade comprenant et parlant mal le français ne peut nous fournir aucun renseignement sur ses accouchements ; elle ne sait pas à quand remonte la déchirure de son périnée.

Elle entre à la clinique le 27 décembre 1892, souffre depuis trois ans et se plaint de douleurs lombo-pelviennes violentes, sensations de tiraillements.

Pertes blanches ; les règles sont très abondantes et prolongées

anormalement ; actuellement la malade est dans un état de dépérissement très marqué et atteinte d'anémie profonde ; elle garde continuellement le lit.

Elle a été soignée pendant longtemps en Allemagne, mais n'a jamais
éprouvé aucun soulagement.

L'examen local nous montre un périnée déchiré, avec hernie de la
vessie et vulve béante. Le col est gros, légèrement ectropionné ; l'utérus est abaissé et en rétroversion mobile. Les annexes des deux côtés
sont douloureuses à la palpation, et les culs-de-sac latéraux sont notablement empâtés.

Le 30 décembre, M. Berlin pratique un curettage et une colpo-périnéorraphie (Hégar). Suites opératoires normales, réunion parfaite.

Tous les symptômes s'amendent, et Mme G... se remet assez vite ;
elle porte un pessaire pendant un an.

Résultats éloignés. — En juin 1895, nous revoyons la malade et nous
constatons la guérison de la métrite et de l'annexite ; l'utérus redressé
est en bonne position. Cette dame vaque aux soins de son ménage
sans la moindre fatigue, elle a acquis de l'embonpoint, et son état
général est complètement transformé.

Observation V

(PERSONNELLE)

Métrite cervicale. — Insuffisance du périnée. — Leucorrhée ; règles hémorragiques.
Utérus abaissé et rétrodévié.

Mme L... (de Paris), vingt-cinq ans, mariée, sans profession ; a eu
un enfant il y a dix-huit mois, a été déchirée à la suite de son accouchement (forceps) ; pas de suture immédiate.

Le premier examen de la malade date du 15 novembre, elle souffre
depuis huit mois : douleurs des reins et du bas-ventre ; pertes blanches abondantes ; les menstrues sont irrégulières et offrent une intensité considérable ; constipation opiniâtre, digestions difficiles, palpitations. La malade est anémiée et a un mauvais état général ; son
médecin de Paris lui a recommandé le climat de Nice ; elle n'en pro-
fite guère, car elle ne sort jamais, et passe son temps sur une chaise
longue.

Le périnée est largement déchiré, il est en pente et la vulve est béante. Le col est gros, son orifice externe est dilaté. L'utérus, notablement augmenté de volume, est lourd, légèrement abaissé et dévié en arrière. Les culs-de-sac sont souples, rien du côté des annexes.

Pendant un mois et demi, cette dame est soignée par des tampons glycérinés, injections chaudes, etc., traitement médical qu'elle avait d'ailleurs déjà suivi à Paris depuis le commencement de sa maladie. Il ne se produit aucun résultat appréciable.

Le 9 janvier 1893, M. Berlin procède au curettage de l'utérus, suivi d'une colpo-périnéorraphie par le procédé de Hégar.

Suites normales, réunion parfaite. La malade ne souffre plus, et au bout d'un mois et demi marche sans fatigue ; les menstrues se régularisent, et la malade quitte Nice en très bon état à la fin avril de la même année. Depuis cette époque nous n'avons plus de renseignements.

Observation VI

(PERSONNELLE)

Métrite totale. — Périnée presque complètement rompu. — Utérus abaissé et retourné. — Annexite double.

Mme G... (de Nice), quarante ans, veuve, sans profession, quatre enfants âgés le premier de quinze ans et le dernier de six ans ; la malade nous raconte que ses accouchements se faisaient très vite et qu'elle avait à peine le temps de faire venir la sage-femme ; elle ne s'est pas rendu compte de la déchirure de son périnée.

Examinée pour la première fois à la fin de décembre 1892, elle souffre depuis six ans, c'est-à-dire depuis son dernier accouchement ; se plaint de douleurs abdominales et lombaires, crises de gastralgie, bouffées de chaleur, névralgies, marche presque impossible.

On est frappé à première vue par le délabrement du périnée qui n'existe pour ainsi dire plus ; il y a cystocèle. Le col, à 2 centimètres de la vulve, est gros, ses lèvres sont éversées. L'utérus est lourd, nullement soutenu et dévié en arrière. Annexes tuméfiées et douloureuses.

La malade avait été soignée pendant plusieurs années par un médecin au moyen de crayons iodoformés, de pansements vaginaux et injections antiseptiques ; les résultats avaient été insignifiants.

Le 12 janvier 1893, M. Berlin pratique un curettage, une colporraphie antérieure et une colpo-périnéorraphie (Hégar). Le 21, à l'enlèvement des fils, on constate que quatre points de suture sur six n'ont pas tenu ; la malade étant très nerveuse s'est levée et a essayé de marcher le quatrième jour après l'opération.

Le résultat est incomplet, le périnée reste insuffisant, le repos au lit amène cependant une amélioration de la métrite et de l'annexite. Au bout de quelque temps, Mme G... se trouve dans le même état qu'avant l'opération. M. Berlin propose une nouvelle intervention qui est acceptée.

Le 21 avril 1893, curettage avec colpo-périnéorraphie par le procédé de Lawson Tait ; cette fois-ci, la malade, plus docile, garde le lit pendant vingt jours et la réunion est parfaite.

Les pertes continuent encore pendant cinq à six semaines ; on fait porter un pessaire de Hodge à la malade pendant environ un an.

Résultats éloignés.— Nous avons revu cette malade en octobre 1895, elle se porte admirablement ; son utérus est petit, bien soutenu et n'offre pas la moindre trace d'inflammation ; il en est de même du côté des annexes qui sont tout à fait normales.

Observation VII

(PERSONNELLE)

Endométrite totale. — Col ectropionné. — Prolapsus utérin. — Périnée déchiré. Règles hémorragiques. — Annexes gauches douloureuses et tuméfiées.

Mme C... (de Nice), vingt-sept ans, jardinière, mariée, a eu trois accouchements et une fausse-couche de trois mois datant de six mois au moment du premier examen, c'est-à-dire le 2 novembre 1892. Le dernier accouchement remonte à trois ans et le premier à six ans environ ; la première couche a été très laborieuse et a nécessité une application de forceps qui a provoqué une déchirure du périnée.

Le début de la maladie date de deux ans ; actuellement a des maux de reins, une sensation de pesanteur dans le bas-ventre, de la fatigue des membres inférieurs, lassitude générale, troubles gastriques, maux de tête. Leucorrhée abondante ; les règles, augmentées de volume et douloureuses, forcent la malade à garder le lit.

Le périnée est déchiré sur une assez grande étendue, la sangle périnéale a complètement disparu, la statique de l'utérus est modifiée. Le col est gros et saigne facilement, la muqueuse intra-cervicale est extériorée. L'utérus est notablement abaissé et présente une rétro-déviation non adhérente ; son volume est égal à celui d'une orange moyenne. Le cul-de-sac droit est libre, le gauche est empâté et on sent parfaitement les annexes correspondantes qui sont tuméfiées et douloureuses.

La malade, qui jusque-là n'avait suivi aucun traitement, est soignée pendant deux mois au moyen de tampons vaginaux glycérinés et d'injections antiseptiques chaudes, etc...; les pansements, faits trois fois par semaine, ne sont interrompus qu'au moment des menstrues. Résultats nuls.

Le docteur Berlin se décide alors à intervenir chirurgicalement, et, le 13 janvier 1893, pratique un curettage suivi d'une colpo-périnéorphie par le procédé de Hégar. Suites opératoires excellentes, réunion parfaite.

Les différents symptômes disparaissent en peu de temps et la malade est guérie de sa métrite et de son annexite.

Résultats éloignés. — La malade devient enceinte au bout de quelques mois et accouche en juillet 1894. Accouchement normal et sans reproduction de la déchirure du périnée. Nous la revoyons pour la dernière fois en juillet 1895, nous trouvons ses organes génitaux dans d'excellentes conditions et son état général parfait.

Observation VIII

(PERSONNELLE)

Métrite chronique du col. — Lacération à gauche. — Périnée rompu.— Demi-prolapsus utérin.

Mme de L..., vingt-huit ans, mariée, sans profession, un accouchement remontant à quatre ans, terminé par une application de forceps; cette manœuvre avait occasionné une déchirure périnéale non suturée.

Premier examen le 25 novembre 1892 ; depuis trois ans la malade souffre de douleurs des reins et du bas-ventre ; actuellement, ces douleurs s'exaspèrent à la moindre fatigue et rendent la marche presque impossible. Catarrhe rebelle, probablement d'origine blennhorragique, ayant résisté à de nombreux et longs traitements suivis à Paris et ailleurs.

Le périnée est rompu et ne soutient plus l'utérus qui est lourd et à demi prolabé. Le col est gros, lacéré à gauche et attiré du même côté; son orifice externe, dilaté, laisse échapper continuellement une masse de glaires muco-purulentes. Les culs-de-sac sont souples et les annexes saines.

Pendant deux mois environ, on soumet la malade à un traitement régulièrement suivi, consistant en tampons glycérinés, injections chaudes au sublimé, dilatation du col à l'aide de tiges de laminaire, badigeonnages de la cavité utérine à la créosote, au naphtol camphré, scarifications du col, etc. Le résultat est à peu près nul.

Le 21 juin 1893, M. Berlin pratique le curettage accompagné de la trachélorraphie d'Emmet et de la colpo-périnéorraphie (Hégar). Suites normales, réunion parfaite.

Les symptômes généraux (douleurs, fatigues, etc.) disparaissent ; cependant le catarrhe persiste encore pendant plusieurs mois. Dans ce laps de temps, les soins sont continués et cette dame est soumise, à la fin de chaque période menstruelle, à une dilatation utérine de deux jours, suivie de badigeonnages à la créosote et de pansements antiseptiques.

Résultats éloignés. — Nous revoyons pour la dernière fois Mme de L... en mai 1894. L'écoulement n'a pas reparu, elle est complètement guérie.

Observation IX

(PERSONNELLE)

Métrite chronique avec lacération latérale droite du col. — Périnée insuffisant. Utérus abaissé. — Annexite à droite.

Mme T... (de Nice), vingt-huit ans, mariée, deux accouchements à terme ; le dernier remonte à dix mois, son périnée a été déchiré lors du premier accouchement.

A été vue pour la première fois en janvier 1891, au moment où elle était enceinte de son deuxième enfant ; le traitement est renvoyé à la fin de la grossesse.

En novembre 1892, elle se plaint de douleurs rénales et abdominales, se fatigue au moindre mouvement, troubles gastriques. Pertes blanches abondantes, tiraillements dans le petit bassin.

En introduisant un doigt dans le rectum et un autre dans le vagin, on constate que le périnée n'existe pour ainsi dire plus, les deux doigts n'éprouvent aucune résistance. Le col est gros et présente une lacération à droite beaucoup plus appréciable au toucher qu'à la vue. L'utérus, augmenté de volume, est en légère rétroversion. Le cul-de-sac droit est empâté et les annexes correspondantes sont tuméfiées et douloureuses.

Le traitement médical n'amène aucune amélioration.

Le 27 février 1893, le docteur Berlin pratique un curettage suivi d'une trachélorraphie (procédé d'Emmet). La malade ne pouvant garder assez longtemps le lit refuse la périnéorraphie.

Les suites opératoires sont bonnes; au bout de quelques temps, le col présente un joli aspect, les pertes disparaissent. Cependant au bout d'un mois la malade recommence à souffrir et à perdre en blanc; on applique un pessaire de Hodge qui amène une amélioration notable. Mme T... devient enceinte et accouche en septembre 1894.

Résultats éloignés. — Nous la voyons en décembre 1894, elle présente encore des symptômes d'endométrite et d'annexite; nous lui proposons la réfection du périnée, mais elle refuse l'opération.

Observation X

(PERSONNELLE)

Métrite parenchymateuse. — Ectropion du col. — Insuffisance périnéale.
Prolapsus incomplet, rétrodéviation.

Mme H... (de Nice), trente ans, deux enfants en 1887 et en 1890, application de forceps au premier accouchement et déchirure non suturée.

N'a commencé à souffrir qu'après son deuxième enfant.

Date du premier examen, novembre 1892. La malade garde le lit, ne peut se tenir sur ses jambes et souffre sans cesse de douleurs lombo-pelviennes; pertes rouges fréquentes, leucorrhée intense. État névropathique très marqué, insomnie, palpitations, digestions difficiles, constipation, névralgies.

La vulve est béante, la fourchette est largement et profondément déchirée ; l'utérus hypertrophié n'ayant plus de soutien est à l'entrée du vagin ; il est en légère rétrodéviation. Le col est énorme, bosselé, scléro-kystique, la muqueuse intra-cervicale des deux lèvres est ec- tropionnée et saignante. Rien à noter du côté des annexes.

Cette dame n'avait jamais suivi aucun traitement, elle est soumise pendant quelque temps au tamponnement vaginal, injections antisep- tiques, scarifications du col, etc., mais sans aucun résultat.

Le 4 mars, la malade entre à la clinique, et le 6 on lui fait subir un curettage, suivi d'une opération de Schrœder sur le col et d'une colpo- périnéorraphie.

Suites normales, réunion parfaite.

Mme H... quitte la clinique le 1er avril, elle ne souffre plus, ne perd plus, et son état général s'est considérablement amélioré.

Résultats éloignés. — Nous avons revu la malade en décembre 1895, elle a une vulve et un col de nullipare, l'utérus est petit. Tous les symptômes nerveux ont disparu.

Observation XI

(PERSONNELLE)

Métrite avec rétroversion. — Lacération cervicale gauche. — Périnée insuffisant.
Annexite double plus marquée à gauche.

Mme D..., trente-deux ans, couturière, mariée, deux enfants, le dernier est âgé de quatre ans ; ne s'est pas rendu compte de la déchi- rure de son périnée qui présente une vaste cicatrice ; le début de la maladie remonte à deux ans. Depuis cette époque, elle souffre beau- coup de son ventre, ne peut faire son métier, a des palpitations, des crises hystériformes assez fréquentes. Catarrhe cervical abondant.

Le périnée notoirement insuffisant a amené un abaissement et une rétroversion de l'utérus, en outre les parois vaginales sont prolabées et on constate de la colpocèle antérieure et postérieure. Le col est gros, ectropionné, lacéré à gauche et dévié du même côté. Les culs- de-sac latéraux sont empâtés, les annexes sont malades des deux côtés, mais la lésion est bien appréciable à gauche.

Soignée pendant longtemps par un médecin au moyen de crayons, cautérisations et injections antiseptiques ; son état ne faisait qu'empirer.

M. Berlin lui propose une périnéorraphie ; mais la malade, ne pouvant consacrer un temps assez long à se soigner, refuse cette opération ; nous pratiquons, le 23 mars 1893, un curettage suivi d'une trachélorraphie par le procédé d'Emmet.

Cette intervention, dont les résultats immédiats sont excellents, amène un soulagement dans l'état de la malade, mais il est de peu de durée et les souffrances et les pertes reparaissent.

Le 9 juin 1893, on pratique un nouveau curettage suivi cette fois de la réfection du périnée par le procédé de Doléris.

Suites opératoires bonnes, la réunion est parfaite ; guérison.

Résultats éloignés. — Nous avons pu revoir cette dame en octobre 1895, et nous avons constaté la disparition de sa métrite et de son annexite. Elle n'a plus eu de crises d'hystérie.

Observation XII

(PERSONNELLE)

Métrite ancienne. — Ectropion du col. — Déchirure du périnée. — Prolapsus. Annexite des deux côtés.

Mme B... (de Nice), trente ans, négociante, mariée, deux enfants ; son premier accouchement en 1887 s'est fait en quelques minutes et a amené une déchirure du périnée, la malade a refusé de voir un médecin. Le même fait s'est reproduit pour son deuxième enfant en 1889.

Nous la voyons pour la première fois en 1893, elle nous raconte qu'elle n'a jamais été soignée, quoiqu'elle souffre depuis quatre ans environ. La malade accuse une leucorrhée continuelle accompagnée de douleurs persistantes dans les reins et le bas-ventre. Elle ne peut pas se traîner et est dans l'impossibilité absolue de se livrer à ses occupations. Elle est sujette à des névralgies, et a des crises de gastralgie avec vomissements se renouvelant très souvent ; elle est amaigrie et en mauvais état.

Le périnée est entièrement effondré, la déchirure s'étend jusqu'à l'anus, mais n'intéresse que les fibres superficielles du sphincter anal, sans compromettre son action physiologique. L'utérus est gros, lourd, à parois épaissies et considérablement abaissé, le fond est en arrière et ne peut pas être reconnu par le palper. Le col présente un allongement hypertrophique, de plus il est bosselé, scléro-kystique, et sa muqueuse intra-cervicale est ectropionnée. Les annexes sont douloureuses à la palpation et augmentées de volume.

La malade, qui ne veut pas entendre parler d'opération, est soignée pendant six mois par tous les moyens médicaux. Aucun résultat.

Sur l'insistance du docteur Berlin, Mme B... accepte l'intervention chirurgicale, et le 18 avril 1893 nous pratiquons un curettage suivi de l'opération de Schrœder sur le col et d'une colpo-périnéorraphie.

Suites opératoires bonnes; la malade s'agitant beaucoup, deux points de suture n'ont pas tenu : on les réapplique immédiatement, et à la suite réunion complète. Les pertes continuent encore pendant quelque temps, on fait porter un pessaire de Hodge à la malade pendant deux mois ; au bout de ce temps, la guérison est parfaite.

Résultats éloignés. — Revue en décembre 1895, guérison confirmée, plus de troubles nerveux.

Observation XIII

(PERSONNELLE)

Endométrite catarrhale. — Périnée effondré. — Prolapsus utérin. — Rétroversion adhérente. — Annexite double.

Mme F... (de Nice), plieuse de journaux, trente-trois ans, mariée, deux enfants et quatre avortements ; les avortements sont ultérieurs aux accouchements, dont le dernier remonte à huit ans. Déchirure consécutive à une trop grande disproportion entre la tête du fœtus et la filière génitale. C'est une toute petite femme, malingre, souffreteuse, syphilitique et affligée d'ozène ; elle accuse des douleurs lombaires intolérables, exaspérées encore par l'exercice de sa profession qui nécessite la station debout pendant plusieurs heures ; à côté de cela, elle a des pertes blanches extrêmement abondantes ; phénomènes nerveux.

Le périnée est réduit à une lamelle de tissu et ne joue plus aucun rôle dans le soutènement des organes pelviens. L'utérus est considérablement abaissé et son prolapsus est accompagné de cystocèle et de colpocèle postérieure, il est en outre rétroversé et irréductible. Le col est énorme, mamelonné, dur, farci de petits kystes. Les culs-de-sac sont empâtés, les annexes sont enflammées et douloureuses.

Un long traitement médical n'ayant donné aucun résultat, en présence de l'état de dépérissement de la malade, état qui s'accentue de plus en plus, M. le docteur Berlin se décide à intervenir chirurgicalement.

Le 22 avril 1893, on pratique dans la même séance un curettage, une opération de Schrœder sur le col, une colporraphie antérieure et une colpo-périnéorraphie par le procédé de Lawson Tait. Suites opératoires excellentes, réunion parfaite.

L'utérus n'est plus exposé aux germes du dehors ; les douleurs s'amendent et l'état général de la malade est considérablement amélioré. Cependant les annexes restent toujours tuméfiées et un peu douloureuses ; on soumet la malade à un traitement antisyphilitique et on lui fait de la columnisation pendant longtemps. Malgré cela, les douleurs du bas-ventre persistent et même s'accentuent, cette dame réclame instamment une nouvelle opération.

Le 31 janvier 1895, nous pratiquons la castration ovarienne double ; les ovaires et les trompes contiennent du pus et présentent en outre des adhérences qui demandent, pour être rompues, un travail long et patient.

La malade quitte la clinique le 18 février, complètement guérie, sans avoir jamais eu la moindre élévation de température.

Résultats éloignés. — En janvier courant, nous avons pu revoir la malade, elle ne souffre plus, fait facilement son travail, et son état général est excellent ; elle a continué à avoir tous les mois ses règles, probablement il est resté quelque débris d'ovaire.

Observation XIV

(PERSONNELLE)

Métrite du col avec ectropion. — Prolapsus incomplet. — Périnée insuffisant.
Annexite double.

Mme L... (de Monaco), trente-deux ans, mariée, deux enfants âgés le premier de neuf ans et le deuxième de cinq ans, dans l'intervalle un avortement. A été déchirée à son premier accouchement.

La malade entre à la clinique le 26 avril 1893, elle est amaigrie et très nerveuse, elle nous raconte qu'elle souffre et a de fortes pertes blanches depuis quatre ans ; névralgies continuelles, palpitations, bouffées de chaleur, oppressions, a été soignée pour une maladie de cœur. L'auscultation de cet organe ne nous révèle rien, nous trouvons un cœur tout à fait normal.

A l'examen des parties génitales, on trouve un périnée en pente n'offrant plus aucune résistance ; le col est gros et ectropionné. L'utérus est en demi-prolapsus ; il est hypertrophié et en légère rétroversion non adhérente. Les annexes sont légèrement tuméfiées et douloureuses.

Après une dilatation de deux jours au moyen de tiges de laminaire, le docteur Berlin pratique le 21 avril un curettage suivi d'une colpopérinéorraphie.

Suites bonnes, un fil n'ayant pas tenu est remis de nouveau et on obtient une réunion parfaite.

La malade quitte la clinique le 21 mars ; elle vient nous voir un mois après, elle n'a plus de pertes et ne souffre plus, nous lui appliquons cependant un pessaire de Hodge qu'elle garde deux mois.

Résultats éloignés. — Dans les premiers mois de 1894, Mme L... devient enceinte et accouche sans rupture du périnée. Nous avons tenu à la revoir en décembre 1895 et nous avons constaté un bon état général ; l'utérus est petit et en bonne position, cependant les annexes sont un peu douloureuses et tuméfiées.

Observation XV

(PERSONNELLE)

Endométrite catarrhale. — Périnée insuffisant. — Utérus abaissé et rétrodévié

Mme V... (de Nice), trente-quatre ans, trois accouchements dont le dernier remonte à quatre ans, ne s'est pas aperçue qu'elle a été déchirée.

Nous la voyons pour la première fois en mars 1893 ; elle souffre depuis son dernier accouchement, douleurs très fortes dans les régions lombaire et sacrée, et dans le bas-ventre. Catarrhe muco-purulent abondant et persistant ; symptômes généraux très marqués, consistant en digestions difficiles, crises de gastralgie, constipation, troubles de la miction, palpitations et insomnies.

Le périnée est insuffisant ; il n'offre aucune résistance à la pression ; on trouve le col à 2 centimètres de la vulve ; le col est presque normal. L'utérus est gros et rétrodévié, mais non adhérent ; cependant le cul-de-sac postérieur est très douloureux. Les annexes paraissent saines.

Le 5 mars 1893, le docteur Berlin pratique un curettage et une colpo-périnéorraphie ; dans la même séance, il tente le redressement de la matrice (Doléris) par l'opération d'Alquié-Alexander, mais on trouve à gauche un ligament rond tellement mince et filiforme qu'on y renonce.

Suites opératoires bonnes. Pas de température. Réunion parfaite. La malade est considérablement améliorée, cependant la rétroversion persiste encore quelques mois après. M. Berlin propose l'hystéropexie, mais la malade refuse et on ne la revoit plus.

Observation XVI

(PERSONNELLE)

Métrite du col. — Lacération à gauche. — Périnée insuffisant. — Prolapsus incomplet.

Mme H..... (de Marseille), vingt-six ans, mariée, sans profession, quatre accouchements se succédant à brève échéance et ayant amené une large déchirure du périnée ; le dernier enfant est âgé de trois ans.

Premier examen en avril 1893 : la malade souffre des reins et du bas-ventre, troubles nerveux, digestions difficiles, marche impossible, elle garde le lit presque continuellement depuis deux ans. Ecoulement leucorrhéique abondant.

L'examen de la vulve permet de constater que la commissure postérieure est en partie détruite et remplacée par une surface cicatricielle qui forme un plan incliné vers l'anus. L'utérus, augmenté de volume, est en prolapsus incomplet ; le col, déchiré à gauche, est gros et tiré du même côté. Annexes saines.

Le 11 mai 1893, le docteur Berlin pratique le curettage suivi d'une trachélorraphie (procédé d'Emmet) et d'une colpo-périnéorraphie (procédé de Hégar).

Suites opératoires bonnes. Réunion parfaite.

La malade reprend vite ses forces, guérit de sa métrite, et son état général devient excellent.

Résultats éloignés. — Quelques mois après, elle devient enceinte. Malheureusement nous n'avons pas pu la revoir.

Observation XVII

(PERSONNELLE)

Métrite du col. — Ectropion. — Prolapsus incomplet par périnée insuffisant

Mme E..., vingt-sept ans, laitière à Nice, mariée, un accouchement et un avortement consécutif. L'accouchement remonte à cinq ans; elle a été déchirée à la suite d'une application de forceps et n'a pas été suturée.

Cette femme souffre depuis trois ans : c'est après cette époque qu'elle a eu son avortement ; elle est atteinte d'une leucorrhée rebelle et d'une intensité peu ordinaire. Les douleurs s'exaspèrent à l'époque des règles et à la suite de la moindre fatigue ; elle présente des crises de gastralgie avec vomissements et des névralgies réflexes.

Son périnée, complètement déchiré, est en pente et ne joue plus aucun rôle dans le soutènement de l'utérus. La matrice est près de la vulve; elle est hypertrophiée et en rétroversion mobile. Le col est gros ; il ne présente pas de bosselures, cependant la muqueuse intra-cervicale est extériorée. Rien du côté des annexes.

La maladie a résisté à tous les traitements médicaux.

Le 13 mai 1893, le docteur Berlin pratique un curettage suivi d'une colpo-périnéorraphie (procédé de Hégar).

Suites normales. Réunion parfaite.

L'inflammation et les pertes disparaissent ; le col diminue de volume ; la malade se porte à merveille.

Résultats éloignés. — Mme R.... devient enceinte et accouche en mai 1894 sans nouvelle déchirure. Nous l'avons revue en juillet 1895 et nous avons trouvé ses organes génitaux en bon état.

Observation XVIII

(PERSONNELLE)

Métrite ancienne. — Catarrhe cervical. — Ectropion. — Périnée insuffisant.
Semi-prolapsus.

Mme L... (de Draguignan), trente-six ans, mariée, sans profession, a eu deux accouchements, dont le dernier remonte à six ans.

Depuis plus de deux ans elle souffre du ventre et a des pertes blanches abondantes ; troubles des fonctions digestives, constipation opiniâtre, difficulté de la marche, névropathie accentuée.

Le périnée est en pente, la cicatrice de la fourchette se prolonge presque jusqu'à l'anus, sans toutefois intéresser le sphincter anal. L'utérus est énorme, détermine une sensation de pesanteur très gênante pour la malade, et est très abaissé. Le col est fortement hypertrophié, il est irrégulier, mamelonné, scléro-kystique, la muqueuse est ectropionnée et facilement saignante. Rien du côté des annexes.

Malgré les traitements médicaux bien compris, auxquels la malade avait été soumise pendant de longs mois, l'affection a persisté, et les résultats obtenus étaient insignifiants.

Le 15 mai, le docteur Berlin pratique un curettage suivi de l'opération de Schrœder sur le col et de la colpo-périnéorraphie (procédé de Hégar).

Suites normales, réunion parfaite.

Tous les symptômes disparaissent assez rapidement, et la guérison est complète ; on fait porter un pessaire à la malade, elle le garde plus d'un an.

Résultats éloignés. — Nous avons revu cette dame au commencement de janvier 1896, et nous l'avons trouvée en parfait état général et local.

Observation XIX

(PERSONNELLE)

Endométrite totale. — Déchirure du périnée. — Semi-prolapsus

Mme T..., trente-sept ans, couturière à Nice, mariée, quatre enfants, dont le dernier est âgé de quatre ans, rupture du périnée à la suite du dernier accouchement, pour cause de disproportion entre la partie fœtale et la filière génitale. Depuis lors, cette dame souffre des reins et du bas-ventre ; pertes blanches considérables, règles hémorragiques. La malade est dans un état nerveux indescriptible, elle se croit perdue, ne mange pas, ne dort pas, elle a des palpitations et des crises hystériques fréquentes.

Le périnée offre une petite déchirure, et semble faire encore bonne figure ; cependant, si on veut en apprécier la résistance, on sent que les muscles sont atteints, et le plancher périnéal n'est plus apte à soutenir l'utérus. Celui-ci est gros et abaissé et fortement dévié en arrière, la déviation est cependant réductible ; le col ne présente rien d'anormal, les annexes sont saines.

Cette dame a été soignée un peu partout, en Russie, en Allemagne et en France, mais les traitements de douceur n'ont amené aucun résultat heureux.

Le 20 juin 1893, le docteur Berlin pratique le curettage, suivi d'une colpo-périnéorraphie par le procédé de Doléris.

La malade, étant d'une indocilité exagérée, ne veut pas garder l'immobilité, et empêche par ses mouvements la réunion par première intention ; il se fait cependant une réunion secondaire, et, l'utérus étant mieux soutenu, la métrite et les douleurs disparaissent.

Résultats éloignés. — En décembre 1894, nous avons revu la malade, qui va très bien au point de vue local et général.

Observation XX

(PERSONNELLE)

Endométrite totale. — Col ectropionné. — Utérus abaissé et en rétroversion.
Rupture périnéale.

Mme C... (de Gonfaron), quarante ans, mariée, sans profession, un accouchement au forceps, avec déchirure périnéale non suturée.

La malade entre à la clinique le 25 juin 1894 ; depuis plus de trois ans elle souffre de douleurs lombo-pelviennes qui ont déterminé chez elle un éréthisme nerveux très accentué, s'accompagnant de crises hystériformes fréquentes. Troubles digestifs, constipation, céphalées, impotence des membres inférieurs. Pertes blanches abondantes, règles hémorragiques.

Le périnée est rompu sur une grande étendue, et n'a plus aucune résistance, la sangle périnéale n'existe pour ainsi dire plus ; léger degré de colpocèle postérieure. A la suite, l'utérus est abaissé et en légère rétroversion ; le col est énorme, bosselé, dur et farci de petits kystes, la muqueuse intra-cervicale est extériorée. Les annexes sont saines.

Le 28 juin 1893, le docteur Berlin pratique le curettage, suivi d'une opération de Schrœder sur le col et d'une colpo-périnéorraphie par le procédé de Lawson Tait.

Suites normales, réunion parfaite.

La malade quitte la clinique complètement rétablie, elle ne souffre plus, et son état nerveux s'améliore considérablement.

Résultats éloignés. — En octobre, Mme C... devient enceinte, et accouche en juin 1895 : grossesse et accouchement normaux, la malade est complètement guérie. Nous ne l'avons pas revue après son accouchement, mais nous savons que la déchirure du périnée ne s'est pas reproduite.

Observation XXI

(PERSONNELLE)

Endométrite hémorragique. — Ectropion du col, lacérations. — Périnée déchiré. Utérus en prolapsus incomplet et en rétroversion. — Annexite double.

Mme N..., femme de chambre suisse, quarante ans, un accouchement remontant à dix ans, application de forceps et déchirure non suturée. Quelques mois après son accouchement, cette malade a commencé à souffrir et à perdre en blanc ; par la suite, les règles deviennent hémorragiques et se reproduisent deux et trois fois par mois. Mme N..., se trouvant à Genève, va consulter un gynécologue qui pratique un curettage ; les hémorragies disparaissent à la suite de cette intervention et une amélioration se manifeste ; cependant cela n'est pas de longue durée, et, malgré le traitement régulier que la malade ne cesse de suivre, les douleurs et les hémorragies reviennent. Cet état dure quelques années avec des intermittences de calme ; enfin Mme N..., épuisée par les pertes de sang, amaigrie, ne pouvant plus faire son service, entre à la clinique le 12 décembre 1893. En ce moment, outre les hémorragies, la malade présente un catarrhe cervical muco-purulent très abondant; de plus, les douleurs sont incessantes et intolérables.

Le périnée, largement déchiré, n'a qu'une épaisseur de quelques millimètres, les parois vaginales sont prolabées. L'utérus est notablement abaissé à 2 centimètres de la vulve, il est hypertrophié et en rétroversion non adhérente. Le col est énorme, ectropionné, et présente des lacérations multiples; son tissu est dur, scléreux et parsemé de nombreux kystes glandulaires. Les culs-de-sac sont empâtés et les annexes douloureuses et tuméfiées.

Le 15 décembre, le docteur Berlin pratique un curettage, suivi d'une opération de Schrœder sur le col et d'une colpo-périnéorraphie (Doléris).

Suites normales, réunion parfaite. La malade quitte la clinique le 6 janvier; elle n'a plus d'hémorragies ni de douleurs; un mois après, on lui applique un pessaire de Hodge qu'elle garde pendant soixante jours.

Résultats éloignés. — Nous revoyons l'opérée en mars 1895, elle se porte admirablement, se livre à son travail sans fatigue, n'éprouve plus aucune douleur et n'a plus de pertes; l'examen des organes pelviens ne révèle rien de pathologique; l'utérus est en bonne position, le col est petit, les annexes ne sont plus enflammées.

Observation XXII

Métrite ancienne. — Ectropion du col. — Utérus rétroversé et prolabé.
Périnée insuffisant. — Annexite double.

Mme M..., trente-cinq ans (de Nice), femme de chambre, deux enfants, le premier en 1887 et le deuxième en 1889. A été fortement déchirée à son premier accouchement; a commencé à être malade lors de son deuxième, en 1889.

Névropathie accentuée. Depuis plus de quatre ans, elle souffre des reins et du bas-ventre; elle est amaigrie, a un facies pâle et exsangue. Pertes blanches très abondantes. Cette malade a été curettée une première fois à Lausanne, mais elle a continué à souffrir et à avoir des pertes. Elle entre à la clinique le 10 février 1894; elle digère très difficilement, ne va à la selle que tous les huit jours et est atteinte de fréquentes névralgies.

Le périnée présente une belle déchirure avec une cicatrice allant jusqu'à environ 1 centimètre du pourtour de l'anus ; Il n'a qu'un rôle de soutien tout à fait illusoire. L'utérus est gros, lourd et en demi-prolapsus ; il est en rétroversion non adhérente ; le col est hypertro-trophié, bosselé, dur, scléro-kystique. Les annexes sont douloureuses à la palpation et légèrement augmentées de volume.

Le 14 février, le docteur Berlin pratique un curettage, suivi d'une opération de Schrœder et d'une colpo-périnéorraphie par le procédé de Doléris.

Suites normales, réunion parfaite.

La malade quitte la clinique guérie de sa métrite ; nous la revoyons en avril, elle se porte très bien, quoique ses annexes soient encore un peu douloureuses. Depuis, nous n'avons plus eu de nouvelles de cette opérée.

Observation XXIII

(PERSONNELLE)

Déchirure périnéale. — Métrite consécutive. — Col kystique. — Légère annexite bilatérale.

Mme G... (de Grasse), vingt-quatre ans, mariée, sans profession, un accouchement datant de deux ans ; l'accouchement ayant été pré-cipité a amené une déchirure du périnée ; la suture immédiate n'a pas été faite.

L'état général de la malade laisse un peu à désirer ; elle a commencé à souffrir il y a dix-huit mois ; elle est énervée par de constantes dou-leurs abdominales et rénales, la moindre fatigue exaspère ces dou-leurs et force la malade à garder le lit.

Le périnée est en pente et présente une déchirure assez étendue ; l'utérus est lourd, douloureux et légèrement abaissé ; le col est gros, kystique ; son orifice externe, largement dilaté, laisse suinter, en assez grande abondance, un liquide jaunâtre muco-purulent. Les annexes sont douloureuses à la pression et légèrement indurées.

Elle a été soignée pendant plus d'un an par les crayons divers, la columnisation, les injections chaudes antiseptiques, les scarifica-tions, etc. On a obtenu plusieurs améliorations, mais, dès qu'on cessait le traitement, la maladie reparaissait. L'application d'un pessaire avait été tentée, la malade n'avait pu le supporter.

Le 12 avril 1894, le docteur Berlin pratique un curettage, suivi d'une opération de Schrœder sur le col et d'une colpo-périnéorraphie par le procédé de L. Tait.

Suites normales, réunion parfaite.

La malade se remet assez vite, et la guérison de la métrite et de l'annexite est complète au bout de quelques semaines.

Résultats éloignés. — En décembre 1894, notre opérée devient enceinte ; grossesse normale, accouchement à Paris en octobre 1895 ; reproduction de la déchirure, immédiatement suturée par l'accoucheur.

Observation XXIV

(PERSONNELLE)

Métrite chronique. — Lacération du col à gauche. — Utérus prolabé. — Périnée déchiré.

Mme N..., jardinière à Nice, vingt-huit ans, mariée, trois enfants, a été déchirée à la suite de son dernier accouchement, il y a trois ans.

Elle entre à la clinique le 17 mai 1894, elle nous raconte qu'elle souffre depuis trois ans ; état général mauvais, troubles digestifs, constipations ; douleurs persistantes des reins et de l'abdomen, leucorrhée abondante.

Large cicatrice de la fourchette, périnée sans résistance, vulve béante avec prolapsus des parois vaginales. L'utérus est abaissé et en rétroversion mobile, il est hypertrophié. Le col est gros, lacéré à gauche, attiré du même côté. Rien à signaler du côté des annexes.

Soins médicaux sans résultats.

Le 10 mai 1894, le docteur Berlin pratique un curettage suivi de l'opération d'Emmet et d'une colpo-périnéorraphie par le procédé de Doléris.

Suites normales, réunion parfaite. Guérison.

Résultats éloignés. — En janvier 1895, la guérison s'est maintenue ; depuis nous avons perdu de vue la malade.

Observation XXV

(PERSONNELLE)

Métrite. — Col lacéré. — Prolapsus et rétroversion de l'utérus. — Déchirure du périnée. — Ovaro-salpingite double.

Mme V... (de Nice), vingt-quatre ans, blanchisseuse, mariée, un enfant âgé de deux ans ; ne nous donne aucun renseignement sur son accouchement, sinon qu'elle a gardé le lit pendant les trois mois qui l'ont suivi ; depuis elle n'a jamais cessé de souffrir.

Il est rare de voir un accouchement produire des délabrements aussi considérables que chez cette malade ; elle a maigri beaucoup, ne digère qu'avec peine, et a des névralgies continuelles ; il lui est impossible de se livrer à aucune occupation. A côté de cela elle a des pertes blanches très abondantes.

Le périnée est déchiré presque jusqu'à l'anus, il est très lâche et réduit à une membrane d'une épaisseur de quelques millimètres à peine, cystocèle et rectocèle. L'utérus très gros est fortement prolabé et en rétroversion adhérente et douloureuse ; le col gros, scléro-kystique, est irrégulier, mamelonné et lacéré à droite et à gauche. Les culs-de-sac latéraux sont empâtés, et on constate de l'inflammation très nette des trompes et des ovaires.

Le docteur Berlin voulant essayer le traitement conservateur, pratique le 18 mai 1894 un curettage suivi d'une double trachélorraphie (Emmet), d'une colporraphie antérieure et d'une colpo-périnéorraphie (Doléris).

Suites normales, réunion parfaite, légère amélioration.

Cependant la rétroversion reste douloureuse, aussi le 16 novembre on fait l'hystéropexie abdominale avec rupture des adhérences. La malade quitte la clinique au bout de quinze jours en excellent état. Guérison de la métrite, disparition des douleurs.

Résultats éloignés. — Nous avons revu cette malade en octobre 1895, elle a pu reprendre son travail, l'utérus est bien fixé et a diminué de volume. Les annexes sont toujours grosses et douloureuses, il faudra probablement faire la castration tubo-ovarienne.

Observation XXVI

(PERSONNELLE)

Métrite. — Utérus rétroversé et prolabé. — Périnée déchiré. — Annexite légère

Mme F..., trente-cinq ans, ménagère, mariée depuis douze ans. Syphilitique, cinq avortements dont le dernier presque à terme s'est fait brusquement et a déterminé une déchirure du périnée. Le dernier avortement remonte au mois de novembre 1893, il a été suivi d'une rétention placentaire n'ayant déterminé ni accidents septiques, ni hémorragie, mais un curettage a été nécessaire pour débarrasser la cavité utérine.

La malade souffre des reins et du bas-ventre, elle a des envies fréquentes d'uriner. Pertes blanches.

Le périnée est déchiré, la vulve est béante et le col est exposé aux poussières du dehors; l'utérus est abaissé et en rétroversion pas adhérente mais douloureuse, il est gros, le col est normal; les annexes sont douloureuses.

Le 15 mai 1894, Mme F..., qui est soumise à un traitement antisyphilitique depuis plus d'un mois, rentre à la clinique; le 19, le docteur Berlin pratique un curettage suivi du raccourcissement des ligaments ronds par l'opération d'Alquié-Alexander et d'une colpo-périnéorraphie (Lawson Tait).

Suites normales, réunion parfaite.

La malade sort au bout de vingt jours complètement guérie.

Résultats éloignés. — En octobre 1894, la guérison est confirmée, l'utérus est en bonne position et les douleurs ont disparu.

Observation XXVII

(PERSONNELLE)

Métrite parenchymateuse. — Ectropion du col. — Prolapsus incomplet.
Périnée effondré.

Mme N..., quarante-deux ans, blanchisseuse à Nice, trois enfants. Son dernier accouchement remonte à dix mois; elle souffre continuellement et a des pertes considérables.

L'examen des parties génitales nous permet de constater que le périnée est complètement effondré, que l'utérus est à la vulve et accompagné de cystocèle ainsi que de colpocèle postérieure. Le col est gros et ectropionné. Rien du côté des annexes.

Le 28 mai, le docteur Berlin pratique un curettage suivi d'une colporraphie antérieure et d'une colpo-périnéorraphie (L. Tait).

Suites normales. Réunion parfaite. Guérison.

La malade reprend ses occupations au bout de deux mois ; le port d'un pessaire est cependant nécessaire.

Résultats éloignés. — Il nous a été possible de suivre la malade ; la dernière fois que nous l'avons vue, en juin 1895, la guérison était confirmée.

Observation XXVIII

(PERSONNELLE)

Métrite parenchymateuse totale. — Métrorrhagies. — Utérus prolabé et en rétroversion. — Périnée insuffisant. — Annexite.

Mme L....., trente-quatre ans, ménagère à Nice, quatre enfants. Le dernier accouchement remonte à trois ans ; elle a une déchirure du périnée, mais ne peut pas nous renseigner sur le moment où elle s'est produite. Examinée pour la première fois en mars 1894, se plaint de douleurs continuelles des reins et du ventre, digestions laborieuses, ballonnement du ventre, constipation opiniâtre, gêne respiratoire, céphalée. La malade est affaiblie et peut à peine marcher ; les règles viennent tous les quinze jours et sont très abondantes ; dans l'intervalle, pertes blanches.

Le périnée présente une large cicatrice et est notoirement insuffisant ; il laisse tomber l'utérus qui est gros, fibromateux et en rétroversion très marquée. Le col est énorme, allongé, scléro-kystique, la muqueuse est ectropionnée. Les annexes sont douloureuses et tuméfiées.

On propose immédiatement l'intervention chirurgicale, mais cette dame ne l'accepte pas ; elle est alors soignée par les moyens médicaux, tampons glycérinés, columnisation, injections antiseptiques chaudes, scarifications, etc. N'éprouvant aucune amélioration, elle entre à la clinique le 27 mai 1894.

Le 30, le docteur Berlin pratique un curettage, suivi de l'opération de Schrœder sur le col et d'une colpo-périnéorraphie (L. Tait)·
Une tentative d'Alexander reste infructueuse, les ligaments ronds
étant réduits à de simples filaments.

Suites excellentes. Réunion parfaite.

La malade quitte la clinique en très bon état le 18 avril. Au bou
d'un mois, application d'un pessaire de Hodge.

Résultats éloignés. — En juin 1895, la guérison s'est maintenue.
L'utérus est petit, les pertes ont cessé, les annexes ont diminué de
volume.

Observation XXIX

(PERSONNELLE)

Endométrite. — Utérus abaissé et en rétroversion. — Périnée déchiré. — Ovaro-
salpingite à gauche.

Mme B..., vingt-six ans, mariée, sans profession, un accouchement
remontant à sept ans, a été déchirée à la suite d'une application de
forceps, pas de suture immédiate. Depuis quatre ans, souffre des reins
et du bas-ventre, pertes abondantes en blanc. Elle entre à la clinique
le 28 mai 1894 ; à ce moment, elle éprouve des troubles digestifs et
nerveux, constipation, bouffées de chaleur, palpitations, marche difficile.

Le périnée est largement insuffisant et ne peut pas soutenir l'utérus qui est prolabé et en rétroversion. Le col est gros, ectropionné.
Son orifice externe est dilaté. Le cul-de-sac latéral gauche est empâté et on sent la trompe et l'ovaire considérablement augmentés de
volume. Rien du côté droit.

La malade est soignée depuis trois ans par un médecin qui lui met
des tampons glycérinés, des crayons, etc. Aucune amélioration ne
s'est produite dans son état.

Le 31 mai, le docteur Berlin pratique un curettage suivi d'un
colpo-périnéorraphie (Doléris).

Suites normales. Réunion parfaite.

La malade quitte la clinique le 16 juin en très bon état. Guérison
de la métrite et cessation des douleurs.

Résultats éloignés. — En octobre 1894, nous trouvons l'utérus en
bonne position et l'annexite considérablement améliorée.

4

Observation XXX

(PERSONNELLE)

Rétroversion et prolapsus utérin. — Insuffisance périnéale. — Métrite. — Annexite double (Goître exophtalmique).

Mme T..., quarante ans, sans profession, un accouchement remontant à cinq ans, déchirure du périnée au moment de l'accouchement. Depuis trois ans, souffre des reins et du bas-ventre, et a d'abondantes pertes blanches. Goître exophtalmique : hypertrophie de la glande thyroïde, exophtalmie, pas de tachychardie ; nombreux troubles nerveux.

A l'examen des parties génitales, on trouve une belle déchirure du périnée, dont la cicatrice s'étend jusqu'à l'anus, sphincter anal intact. La vulve est béante, et on constate de la colpocèle antérieure. L'utérus, gros et lourd, est abaissé et basculé en arrière ; col à peu près normal. Les culs-de-sac sont un peu effacés, on constate de l'annexite double, surtout marquée à gauche.

Le 27 octobre 1894, le docteur Berlin pratique un curettage, suivi d'une colporraphie antérieure et d'une colpo-périnéorraphie (Doléris).

Suites normales, réunion parfaite. Guérison.

Résultats éloignés. — Revue en octobre 1895. Résultat parfait quant au périnée, à la métrite du col et à la position de l'utérus ; mais persistance de l'annexite et de quelques douleurs.

Observation XXXI

(PERSONNELLE)

Métrite hémorragique. — Utérus gros, abaissé. — Périnée déchiré. — Annexite

Mme F... (de Cannes), trente-six ans, sans profession, trois accouchements, dont le dernier remonte à trois ans ; elle ne peut préciser à la suite de quel accouchement elle a été déchirée. Depuis trois ans, elle a de fortes pertes blanches, accompagnées de douleurs presque continuelles ; il y a trois mois, elle a été prise d'hémorragies assez considérables, qui se répètent tous les dix ou douze jours. La malade est affaiblie, énervée, ne digère plus et éprouve une grande lassitude dès qu'elle se livre à la moindre occupation.

Le périnée est complètement effondré, la sangle périnéale n'existe plus ; l'utérus est énorme et abaissé jusqu'à l'entrée du vagin ; le col est gros et légèrement ectropionné. Léger degré d'annexite.

Soignée médicalement à Cannes, Mme F... ne voit pas son état s'améliorer, et se décide à entrer à la clinique le 2 novembre 1894.

Le 5, le docteur Berlin pratique un curettage, suivi d'une colporraphie antérieure et d'une colpo-périnéorraphie (L. Tait).

Suites normales, réunion parfaite. Guérison.

On applique un pessaire un mois après, la malade le porte pendant trois mois.

Résultats éloignés. — Revue le 29 décembre, guérison complète de la métrite et de l'annexite. Utérus en bonne position.

Observation XXXII

(PERSONNELLE)

Métrite parenchymateuse totale. — Col ulcéré et induré. — Utérus abaissé.
Périnée déchiré.

Mme R... (de Nice), trente-cinq ans, mariée, sans profession, deux accouchements, dont le dernier remonte à quatre ans. A été déchirée lors de son premier accouchement, il y a six ans. Elle souffre depuis quatre ans de douleurs lombaires et a des pertes blanches abondantes ; troubles dyspeptiques et nerveux.

Le périnée est déchiré et présente une vaste cicatrice, il n'offre plus aucune résistance à la pression. L'utérus est lourd, à parois épaissies et abaissé ; le col est énorme, ulcéré et induré, il a presque l'aspect d'un col cancéreux. Rien à signaler du côté des annexes.

Soignée depuis très longtemps par les moyens médicaux sans aucun résultat.

Le 29 octobre 1894, le docteur Berlin pratique un curettage, suivi de l'opération de Schrœder sur le col et d'une colpo-périnéorraphie par le procédé de Doléris.

Suites normales, réunion parfaite.

La malade se remet assez vite, et voit disparaître tous les symptômes de sa maladie.

Résultats éloignés. — Le médecin de Mme R... nous donne de ses nouvelles en mai 1895, et confirme la guérison ; le col est petit et irrégulier, et l'utérus est en bonne position.

Observation XXXIII

(PERSONNELLE)

Métrite totale. — Lacération bilatérale du col. — Utérus abaissé et rétrodévié. Périnée déchiré. — Annexite double.

Mme R..., trente-cinq ans, mariée, sans profession, un accouchement ayant entraîné la déchirure du périnée à la suite d'une application de forceps, pas de suture immédiate, l'accouchement remonte à huit ans. Depuis quatre ans, cette dame souffre de douleurs lombopelviennes presque continuelles ; catarrhe cervical muco-purulent ; menstrues irrégulières, abondantes et revenant deux fois par mois ; névropathie intense ; caractère bizarre ; troubles gastriques, constipation.

Le périnée est largement déchiré, les parois vaginales sont affaissées en avant et en arrière, en avant elles ont entraîné la vessie. L'utérus est lourd, prolabé et en rétroversion ; le col est gros, ectropionné, et présente une lacération de chaque côté. Les annexes sont douloureuses et enflammées.

Soignée pendant longtemps à Marseille et à Nice par la méthode de douceur ; aucun résultat.

Le 7 décembre 1894, le docteur Berlin pratique un curettage, suivi d'une double trachélorraphie d'Emmet et d'une colpo-périnéorraphie par le procédé de Doléris.

Suites excellentes, réunion parfaite, guérison.

Résultats éloignés. — En octobre 1895, nous avons revu l'opérée et nous l'avons trouvée en bon état : l'utérus est bien soutenu, le col est petit, le périnée est résistant, plus de catarrhe ni de douleurs, annexes saines.

Observation XXXIV

(PERSONNELLE)

Métrite du col. — Rétroversion et abaissement de l'utérus. — Périnée déchiré. Annexite surtout à gauche.

Mme M... (de Nice), trente-deux ans, mariée, sans profession, un accouchement datant de six ans, ayant occasionné une déchirure du périnée. Vue pour la première fois en janvier 1894, elle nous raconte que depuis trois ans elle souffre sans cesse de douleurs lombaires et pelviennes, qu'elle ne peut marcher sans éprouver une grande lassitude ; en outre, elle perd abondamment des glaires et des mucosités.

Le périnée est complètement effondré, avec un léger degré de colpocèle antérieure et postérieure ; l'utérus est abaissé et rétroversé complètement dans le cul-de-sac de Douglas, la rétroversion est douloureuse et adhérente. Le col est normal ; les annexes sont malades et augmentées de volume, surtout à gauche.

Cette dame a suivi les traitements de plusieurs médecins ; en janvier nous avons commencé à la traiter par la columnisation, la dilatation, les scarifications, les injections chaudes antiseptiques, la teinture d'iode et les vésicatoires sur le bas-ventre ; elle a été très améliorée au bout de trois mois. Cependant l'amélioration ne se maintenait pas longtemps, et il y avait des alternatives de haut et de bas.

Le 13 décembre 1894, elle est opérée à la clinique, et on pratique dans la même séance un curettage, une colpo-périnéorraphie (Doléris) et une hystéropexie abdominale après rupture des adhérences. M. Berlin, ne jugeant pas les annexes assez malades, les respecte.

Suites excellentes, réunion parfaite. La malade quitte la clinique le 30 décembre en très bon état.

La métrite et les douleurs disparaissent ; l'annexite ne régresse pas et occasionne des douleurs persistantes, le traitement médical n'agit pas ; on pratique le 5 juin 1895 la double castration tubo-ovarienne : nous trouvons un énorme hydro-salpinx à gauche et un ovaire kystique à droite avec des adhérences nombreuses et dures à rompre. L'utérus était fixé dans la même situation où nous l'avions placé au moment de l'hystéropexie. La malade guérit sans fièvre, et quitte la clinique le 26 juin.

Résultats éloignés. — En décembre 1895, nous avons revu Mme M..., son état général est excellent, de même que son état local.

Observation XXXV

(PERSONNELLE)

Métrite. — Ectropion du col. — Utérus prolabé et rétroversé. — Périnée déchiré. Annexite double légère.

Mme P..., trente-deux ans, jardinière, mariée, un accouchement datant de douze ans et ayant provoqué la déchirure du périnée. La malade ne commence à souffrir que sept ans après. Le 14 décembre 1894, elle entre à la clinique avec un état général très mauvais ; elle souffre depuis cinq ans de maux de reins et de douleurs de ventre ; digestions difficiles, constipation, névralgies, palpitations, fatigue des membres inférieurs, impossibilité de marcher. Règles normales, pertes blanches abondantes.

Le périnée, très déchiré, est réduit à une mince lamelle de tissu ; l'utérus est abaissé à deux centimètres de la vulve ; de plus, il est dévié en arrière, la déviation se réduit par l'hystéromètre ; le col est légèrement congestionné, mais à peu près normal. Les annexes sont un peu enflammées et douloureuses.

Le 17 décembre, le docteur Berlin pratique un curettage suivi d'une colpo-périnéorraphie (Doléris), et dans la même séance fait une ten_tative d'Alexander, mais, quoique les ligaments ronds soient assez résistants, on ne peut réussir à ramener l'utérus en avant.

Le 24 décembre, la malade est de nouveau chloroformée, et on lui fait une hystéropexie abdominale ; l'utérus n'était pas adhérent en arrière ; les annexes, ne paraissant pas trop malades, sont conservées. Suites normales, pas de température, guérison.

Le 10 janvier, Mᵐᵉ P... quitte la clinique en bon état. L'utérus ne reste pas fixé à la paroi abdominale et s'abaisse ; aussi les douleurs reparaissent, mais le port d'un pessaire pendant trois mois amène la guérison définitive.

Résultats éloignés. — Revue en octobre 1895, guérison confirmée.

Observation XXXVI

(PERSONNELLE)

Métrite ancienne. — Abaissement utérin. — Déchirure du périnée

Mᵐᵉ G..., vingt-huit ans, cigarière, mariée, deux enfants. Vue pour la première fois le 3 janvier 1895 ; elle vient d'accoucher de son deuxième enfant depuis vingt jours ; elle a des hémorragies considérables qui mettent sa vie en danger. Nous pratiquons immédiatement un curettage qui arrête les hémorragies. Nous remarquons en même temps une déchirure ancienne du périnée, causée par son premier accouchement. La malade, affaiblie par la perte de sang, se remet petit à petit, seulement elle souffre des reins et du bas-ventre et perd en blanc.

A la suite de la déchirure périnéale, l'utérus est abaissé et rétroversé ; de plus, il est gros et lourd ; le col est énorme, ectropionné, scléro-kystique. Rien du côté des annexes.

L'intervention jugée nécessaire est renvoyée à plus tard à cause de la puerpéralité récente.

Le 7 mai, le docteur Berlin fait un second curettage, suivi de l'opération de Schrœder sur le col et d'une colpo-périnéorraphie (L. Tait).

Suites bonnes, réunion complète. Guérison.

Résultats éloignés. — Revue en décembre 1895 ; guérison confirmée.

Observation XXXVII

(PERSONNELLE)

Métrite hémorragique. — Périnée insuffisant. — Utérus abaissé et en rétroversion.
Salpingo-ovarite double.

Mme C... (de Monaco), vingt-six ans, mariée, sans profession, deux accouchements en quatre ans, déchirure lors de son premier. Souffre depuis un an de douleurs des reins et du bas-ventre, pertes rouges abondantes, catarrhe muco-purulent. Névropathie accentuée, crises hystériques tous les jours.

Le périnée est insuffisant et n'offre plus aucune résistance ; l'utérus est gros, abaissé et en rétrodéviation mobile ; col normal. Grosse salpingite à gauche ; tuméfaction moins marquée à droite.

Le 13 mars 1895, M. Berlin pratique un curettage de l'utérus pour combattre les hémorragies.

Le 15 mars, nous pratiquons la laparotomie et enlevons les annexes de chaque côté : à droite, petite tumeur kystique ; à gauche, la trompe et l'ovaire sont pleins de pus.

Suites excellentes. Guérison. La malade quitte la clinique le 8 avril.

Soins consécutifs : Crayons iodoformés dans l'utérus, injections antiseptiques, application d'un pessaire.

Résultats éloignés. — En janvier 1896, nous revoyons la malade, elle a grossi et ne souffre plus.

Observation XXXVIII

(PERSONNELLE)

Métrite totale. — Ectropion du col. — Périnée déchiré. — Utérus abaissé.
Salpingo-ovarite double.

Mme V..., trente-quatre ans, mariée, un accouchement il y a cinq
ans ; depuis, trois avortements ; l'accouchement avait provoqué une
déchirure du périnée. Elle souffre depuis quatre ans. Le 9 mars 1893,
nous lui avons fait un curettage à la suite d'hémorragies utérines
considérables. Les hémorragies avaient disparu, mais la malade a continué à avoir des douleurs lombo-pelviennes et des pertes blanches.
Elle entre à la clinique le 15 mai 1895, on est obligé de la porter, il
lui est impossible de faire un pas ; elle est profondément anémiée et
amaigrie. Digestions difficiles, névralgies, palpitations.

Le périnée est déchiré sur une assez grande étendue ; l'utérus est
abaissé et en rétroversion adhérente ; le col est légèrement ectropionné. Grosse tumeur très douloureuse à gauche ; salpingite à droite.

Le 18 mai 1895, M. Berlin pratique la laparotomie et la castration
tubo-ovarienne double ; l'ovaire droit est kystique ; à gauche, énorme
pyo-salpinx très adhérent. Rupture des adhérences de l'utérus.

Suites opératoires excellentes ; la malade guérit et quitte la clinique le 5 juin. Application d'un pessaire.

Résultats éloignés. — Nous avons revu la malade en décembre 1895,
son état général est excellent, elle ne souffre plus du tout.

Observation XXXIX

(PERSONNELLE)

Métrite parenchymateuse totale. — Col lacéré. — Utérus abaissé et en rétroversion.
Périnée déchiré. — Salpingo-ovarite double.

Mme P... (de Nice), quarante-cinq ans, ménagère, mariée, quatre
enfants, le dernier accouchement remonte à six ans, déchirure périnéale.

Entre à la clinique le 18 mai 1895, souffre depuis quatre ans, catarrhe muco-purulent abondant, règles augmentées de volume et revenant deux et trois fois par mois, douleurs lombaires et pelviennes.

Crises de gastralgie avec vomissements, constipation, oppression, névralgies. État général mauvais, presque cachectique, anémie profonde.

Le périnée est notoirement insuffisant, les parois vaginales sont affaissées, l'utérus est gros, abaissé et en rétroversion adhérente; le col est énorme, bosselé, kystique, ectropionné et lacéré. Les trompes et les ovaires forment des deux côtés des tumeurs assez considérables surtout à gauche, elles sont très douloureuses.

Soignée à l'hôpital où on lui a fait un curettage au mois de février, état stationnaire.

Le 21 mai, M. Berlin pratique un curettage suivi d'une opération de Schrœder sur le col.

Le 27 mai, laparotomie et castration tubo-ovarienne double, rupture des adhérences utérines; les annexes sont très adhérentes à gauche et forment une tumeur de la grosseur d'une noix renfermant du pus; à droite la tumeur est plus petite, mais contient également du pus.

Suites excellentes; la malade quitte la clinique, guérie, le 15 juin.

Application d'un pessaire en octobre.

Résultats éloignés. — Revue en janvier 1896, plus de douleurs, plus de pertes, état général excellent.

CONCLUSIONS

De l'étude clinique et thérapeutique à laquelle nous venons de nous livrer, nous croyons pouvoir tirer les conclusions suivantes :

I. — En présence des inflammations de l'appareil génital de la femme, il ne faut jamais oublier de se rendre compte de l'état du plancher périnéal, l'insuffisance de ce plancher étant un facteur de premier ordre dans la production et la persistance de ces affections.

II. — L'insuffisance périnéale étant reconnue, il est urgent de la combattre par un pessaire dans les cas légers, par une périnéoplastie quand la déchirure a une certaine étendue. L'utérus étant déplacé, tout traitement ne s'adressant qu'à l'infection échouera ou ne sera que palliatif. Remarquons que, si les accoucheurs réparaient au moment de leur production toutes les déchirures du périnée, les gynécologues verraient diminuer le nombre et l'intensité de certaines métrites.

III. — Le traitement médical doit être toujours associé au traitement chirurgical, il faut surtout insister sur la columnisation dans le cas d'annexite.

IV. — Quand les lésions des annexes sont manifestement graves, il ne faut pas hésiter à pratiquer, soit la castration tubo-ovarienne au moyen de la laparotomie, soit l'hystérectomie vaginale, suivant l'importance des lésions.

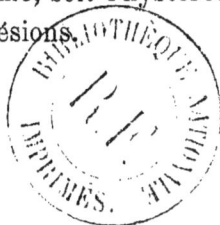

www.ingramcontent.com/pod-product-compliance
Lightning Source LLC
Chambersburg PA
CBHW050530210326
41520CB00012B/2509